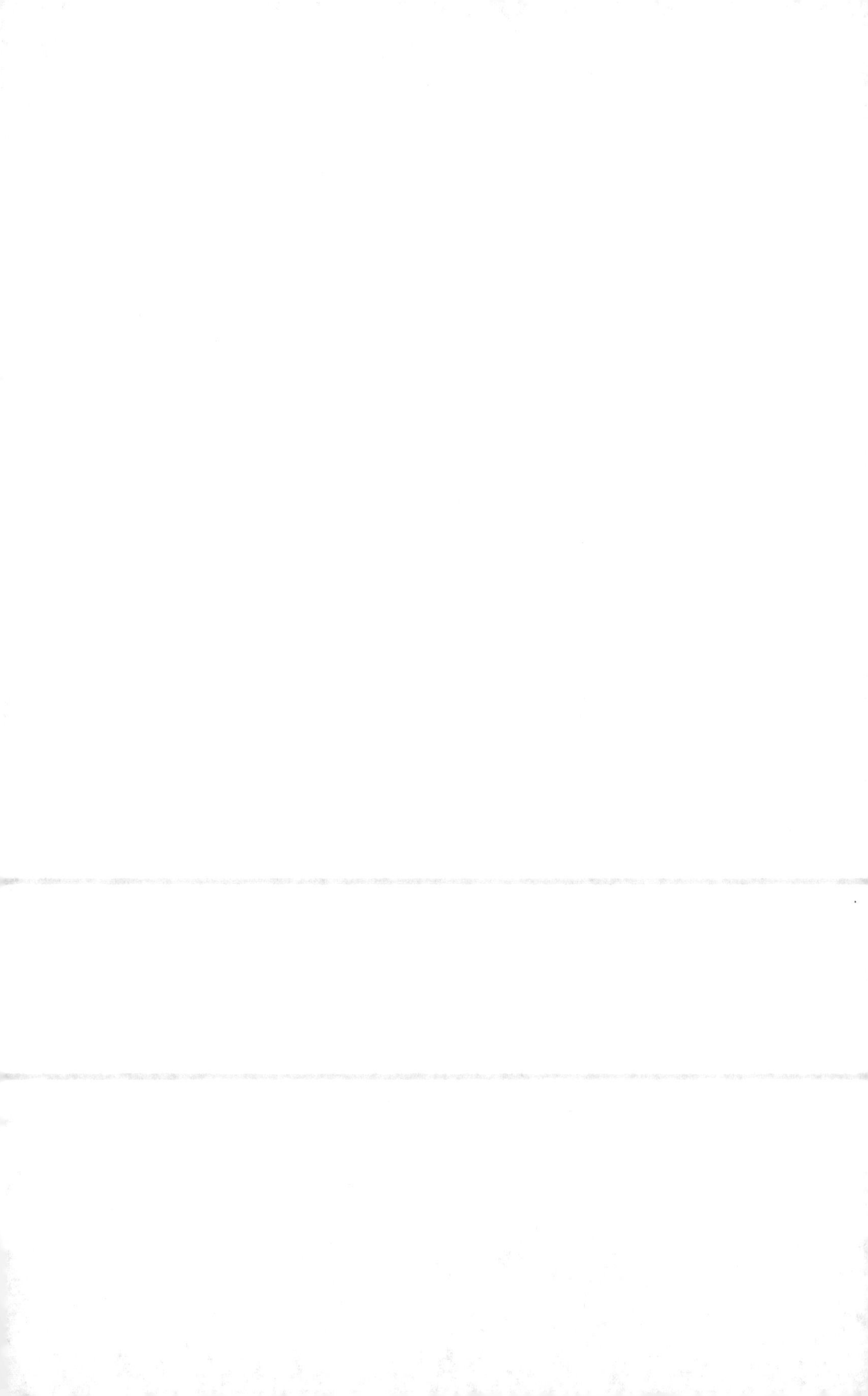

La

PEYRONNIE

aux

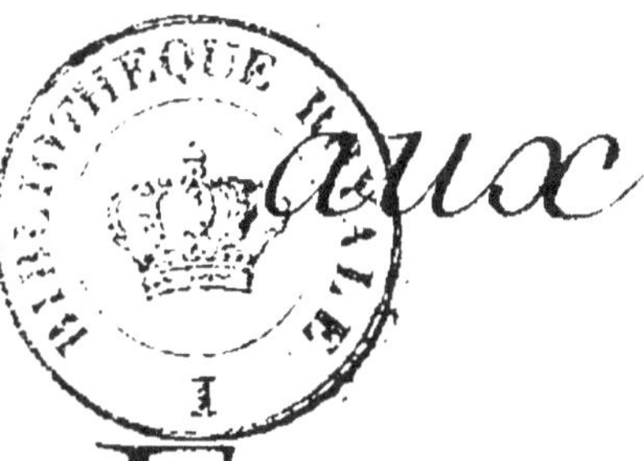

ENFERS

—

Chés Minos.

ARREST

DE

PLUTON,

Contre la Faculté de Médecine.

Lorsque dans l'Empire des Morts
Eut dévalé la Peyronnie,
Tout frémit sur les sombres bords
De la brûlante monarchie.
Les Courtisans du vieux Pluton ;
Le noir Divan du Phlegeton
Crut sa puissance anéantie.
Le chœur des Larves, des Lutins,
Se lamentant à sa maniere,
Fit retentir les souterrains
De la funeste charbonniere.
Alecton se prit la criniere,
Donnant au Diable les destins ;
Et chancelant sur ses patins,
Se coigna contre une chaudiere
Où cuisoient quelques Florentins.
Mégere à la gorge pendante,
L'œil en feu, la bouche écumante ;
Crut le Monarque déthrôné ;
Et criant comme une enragée,
Sévit à grands coups d'écourgée
Sur le rable d'un vieux damné.

Quoi ! s'écria le noir Monarque,
Ainſi donc la main de la Parque
Moiſſonne mon plus doux eſpoir.
Qui me fera mes colonies ?
Je n'aurai plus dans mon manoir
Que quelques ombres racornies.
Mes Miniſtres s'engourdiront
Faute d'emplois & d'exercices.
Mes pauvres juges moiſiront
Dans ma tournelle ſans épices.
Que deviendront mes Eſtaffiers
Et les ongles de mes Greffiers,
Mon code & ma juriſprudence,
Et ma maltote & ma finance ?
Par ma fourche, indigne Atropos,
Je punirai ta felonie,
D'avoir tué mal à propos
Le plus zelè de mes ſupôts,
Qui ne jouiſſoit de la vie,
Que pour mon fiſc & mes impôts,
Déja mon parc, mes avenues,
Sont un deſert inhabité :
Tous les jours nouvelles recrues
Vont boire au fleuve du Lethé,
Pour ſe remboiter dans la maſſe
De quelque nouvel embrion,
Tendre, ſubtil ou coriaſſe,
Homme, ſerpent, buffle ou poiſſon.
Bien-tôt mes gouffres ſeront vuides,
Et je verrai les Eumenides
Languir & croquer le marmot :
L'Enfer ne ſera qu'un tripot ;
Et dans mon vaſte territoire

N'ayant plus d'ombres dans mes fers ;
Monarque errant, Prince sans gloire,
Je regnerai sur des déserts.
Seigneur, dit l'Ombre redoutable,
Le mal étoit inévitable.
Le jour au plus grand des Heros,
Comme à la foule méprisable,
N'est donné qu'à Custodinos.
Graces à ma main meurtriere,
Lorsque j'exerçois mon métier,
Votre royale Chaircuitiere
Eut bien plus vîte son gibier ;
Mais en partant pour vos domaines,
J'ai prouvé par mon testament
Mon zèle & mon attachement
Pour vos Provinces souterraines.
Toujours ennemi redouté
De la salubre Faculté,
Qui vous ravit tant de victimes,
J'ai legué des fonds suffisants
Pour le tribut de vos abîmes ;
Et là haut mes fiers Partisans
Appuîront vos droits légitimes
Contre ce peuple d'Avortons,
Ce tas d'ignares Pantalons,
Dont la fastueuse barrette,
Veut asservir saint Damien
Et faire baisser la Lancette
Sous la chausse de Gallien.
  A ce digne préliminaire,
Le Monarque du noir canton
Hurla de joie, & l'Acheron
Sur l'impitoyable galere,

* *

Vit treſſaillir le vieux Caron ;
Et le moloſſe de Pluton
Ouvrant ſes trois gueules ardentes,
Fit retentir le Phlegeton ,
L'Averne & ſes voutes fumantes,
De ſon terrible faux-bourdon.
Lors bouffi d'orgueil & de rage ,
Le ſuperbe Roi des Merlans ,
Sur le ton grave des pedans ,
Reprit ſa harangue ſauvage.
Ecoutez Prince des tiſons ,
Et vous Lemures & Démons ,
Troupe bruyante & fugitive ,
Croiſez un moment vos ergots,
Prêtez une oreille attentive ,
Je vai m'énoncer en deux mots.
La Faculté votre ennemie ,
A long-tems uſurpé nos droits.
Long-tems l'auguſte Chirurgie
A rampé ſous d'indignes loys,
Cette racaille pedanteſque
Avec ſon langage tudeſque
Et ſes frivoles arguments ,
Veut au gré de ſon avarice
Engloutir nos émoluments.
Or nous devons (c'eſt la juſtice)
Préſider aux enterremens.
C'eſt à nous, quoi qu'ils puiſſent dire,
De peupler le fatal Empire.
Et de combler les monumens.
Mieux qu'eux notre digne Collége
Sçaura groſſir notre corthege ;
C'eſt-là notre emploi le plus doux,

Vous le ſçavez , Prince lugubre ;
Jamais la canaille ſalubre
Ne s'en acquitta comme nous.
Que dis-je ? la troupe barbare
Conjure contre vos états.
Chaque jour nouveaux attentâts
Contre la gloire du Tartare.
Bourdelin , Pouſſe & Dumoulin ,
Vernage, Herman , peuple fretin
De la cabale galenique ,
Par un formulaire magique
Endurciſſent le Genre-humain
Contre la faux apopleſtique
De notre courtier le deſtin.
Aſtruc . . . ah ! c'eſt le plus damnable ;
Seigneur , quel homme déteſtable !
Duret , Boërhave & Sydenham ,
N'approchent pas de la ſoupleſſe ,
De l'artifice & de l'adreſſe
De cet inſigne Charlatan.
Jamais d'appui plus formidable
Pour la ſuperbe Faculté ,
Jamais la rive déplorable
N'eut d'ennemi plus empeſté.
Là haut de ſa maudite enclume ,
Eſt éclos un double volume.
Ce jargon que je n'entens pas ,
Eſt un ouvrage pitoyable ,
Un griffonage inconcevable ,
Et pourtant l'effroi du trépas.
Il diſſipe les maléfices
Dont Naples fournit les prémices
A l'Ibere , au peuple Badaut ,

* * *

Et que la troupe de Quinaut
Sema dans toutes ses coulisses.
C'est le Chef-d'œuvre de Paris,
Et la perle des bons écrits,
Dit la sequelle hyppocratique;
Un trésor, un Livre sans prix,
Le Beaume le plus énergique
Pour l'influence de Cypris.
Avant ce bouquin téméraire,
L'Amour & sa bénite mere,
Vous dépêchoient leurs pelerins;
Et vos plus nombreux marcassins
Partoient de l'Isle de Cythere
Et des pays circonvoisins.
Chaque jour cent troupes nouvelles
Venoient rôtir dans vos cachots.
Le turbith, & nos alumelles
Vous en envoyoient à grands flots.
Or, il faut brider l'impudence
De ces Grimauds accrédités,
Et prévenir la décadence
De vos chaudes Principautés.
Pour rafermir votre puissance,
Il faut qu'un Arrêt infernal
Nous assigne la presséance
Sur l'hyppodrome doctoral.
Tant que je véquis sur la terre,
Je fis une éternelle guerre
A ces implacables rivaux,
Et contre leur Secte profane,
J'armai dans tous les Tribunaux
Les fiers gorets de la chicane,
Clercs, Avocats, Solliciteurs,

Gens tout farcis de Normanismes,
Les griffes de cent Procureurs,
Le néologe & les sophismes
Des petits-maîtres Orateurs.
Mes supôts ont en survivance
Ce procès nourri dans mon sein,
Dont tout le plan & le dessein,
Fait honneur à ma prévoyance.
Ce long procès entortillé
Fleurit encor dans mes écoles,
Malgré les nuages frivoles
Dont nos rivaux l'ont embrouillé.
Mais quoiqu'il soit incontestable,
Je crains les détours captieux
Et l'artifice impénétrable
De nos ennemis furieux.
Tout est problème sous les Cieux ;
On a beau mettre en évidence
Les droits les moins litigieux :
Themis quoique fille des Dieux,
Voit souvent trouble à l'Audience,
Pour prévenir l'événement,
Rendez vous-même un jugement
Dont les articles mémorables
En étendant notre pouvoir
Soient la honte & le desespoir
De vos tyrans inconsolables.
Reglez nos droits & notre sort ;
Tous les mortels y vont souscrire ;
L'affaire est de votre ressort ;
Nul n'osera vous contredire.
Accordez à nos Magisters,
A nos Barbiers, à nos Fraters,

Tous les honneurs de la licence;
Quoique sans talens ni science,
Que chacun d'eux impunément
Puisse lâcher une ordonnance,
Et se targuer publiquement
Du succès de son ignorance.
Ces droits sagement accordés,
Seigneur, rempliront vos murailles ;
Et vos cachots achalandés
Vont s'engraisser de funerailles.
Mes supôts vous moissonneront
Plus de mortels, que le carnage
Ou que la peste n'en ravage.
Vos Juges s'en étonneront,
Les Eumenides vous diront
D'agrandir vos grils, vos chaudieres,
De faire un antre plus profond,
Et de reculer vos frontieres.
Mais dans ce priviiége heureux
De l'Arrêt que vous devez rendre,
Seigneur, gardez-nous de comprendre
Quelques doctes malencontreux.
Peu propres sont tous ces belitres,
A grossir les droits & les titres
De vos Royaumes ténébreux.
Jamais zèlés pour vos domaines;
Ils n'ont sçu tarir dans les veines,
Le sang des malheureux mortels :
Jamais leurs indignes Scalpels,
Au gré de mes sages maximes,
N'ont immolé sur vos autels
Quelques offrandes légitimes.
Jamais vous n'eutes de leurs mains

Le moindre marmot au teint blême,
Bourré de cent bols affaffins
Ou glacé par un apozême.
Ils font dans leur audace extrême,
Rivaux des plus grands Médecins.
Le Dran, Petit, docte pecore,
Et Moran qui vous deshonore,
Moran qui les furpaffe tous :
Seigneur, c'eft l'homme de l'Europe
Le plus déchaîné contre vous :
Hyppocrate lui dévelope
Ce qu'il eut de caché pour nous.
Son zèle fecond en miracles,
Sauve la moitié des humains ;
Sa bouche dicte des oracles,
Et Minerve guide fes mains.
Ainfi vous devez pour la gloire
De votre fourche & de ces bords,
L'exclure, & fes doctes Conforts
Du vénérable confiftoire
Qui peuple l'empire des morts.
  Ainfi parla l'Ombre fougueufe,
Et fa harangue malheureufe
Fut applaudie avec tranfports
De la troupe fuligineufe.
Et fur le rapport d'Alecton,
Le Déclamateur Bas-Breton
Fut déclaré pour fa doctrine,
Etuvifte de Proferpine,
Et Barbier en chef de Pluton.
Lors efcorté de Tifiphone,
Le regard trouble & forcené,
Le Dieu fe perche fur un thrône

De poix, de souffre enluminé.
Sa bouche se couvre d'écume
Après un long rugissement,
Et crachant des flots de bitume,
Mugit cet affreux Jugement.

Nous Seigneur des pâles contrées,
Prince des rives ensouffrées,
Tyran des Peuples & des Rois,
Ordonnons que la Chirurgie,
Notre féale & bonne amie,
Soit remise dans tous ses droits :
Que ses oppresseurs despotiques,
Et tous ces Grimauds empiriques,
Tremblent eux-mêmes sous ses lois ;
Et prétendons en conséquence,
Que tous Etuvistes, Barbiers,
Saigneurs, Fraters & Perruquiers,
Soient en dépit de la science,
Déclarés nos Hauts-Justiciers,
Et les seuls Médecins en France :
Que sans examens ni talens,
Les plus pitoyables Merlans
Soient agregés dans leur Collége,
Et puissent avec privilége
Exterminer tous les vivans.
Défendons à tous les Sçavans,
De les troubler dans leur manége
Par quelques bons médicamens,
Ou par le charme sacrilége
Des Boërhaves & des Hofmans.
Sous peine à tous contrevenans,
D'être accusés de sortilége.

Déclarons déchus & proscrits,
(Et mandons de les interdire)
Tous ces faquins de beaux-esprits,
Dont les travaux & les écrits,
Sont funestes à notre Empire.
Et voulons qu'i s soient molestés,
Houspillés, maudits, souffletés,
Déclarés Larrons & pendables,
Infames, Brigands & Felons,
Jusqu'aux momens irrévocables
Où leurs phantomes déplorables
Viendront frire dans mes poëlons.

En finissant son Ordonnance,
Le noir Monarque expectora
Du feu, du souffre en abondance,
Et par le cocyte jura
D'exterminer la docte engeance.
Le bon Hyppocrate en pâlit,
Hecquet en fit une satire,
Mais Guypatin s'en divertit,
Et Rabelays se prit à rire.
L'Arrêt en forme charbonné,
Fut sous les yeux de Radamante
En lettres de feu buriné
Sur la bazane d'un damné,
Par la griffe aride & puante
D'un Diable en Greffier contourné,
Minos armé de ses besicles,
Signa la page & le revers,
Parée en remit les articles
Au protocole des Enfers.
Tels sont les Arrets authentiques

De l'inflexible Auto-da-fé
Tel Goa de zèle échauffé,
Contre les Hébreux Fanatiques
Fulmine ſes ſaintes rubriques,
Et ſur un bucher triomphant,
Fait fumer tous les Hérétiques
A la gloire du Tout-puiſſant.
   Mercure vint en diligence
Signifier ce Jugement
A tous les Docteurs de la France,
Qui s'en raillent publiquement.